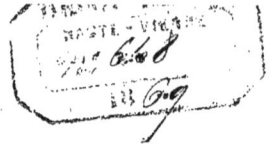

PHYSIOLOGIE ET PATHOLOGIE CHIRURGICALES

DE LA

RÉGÉNÉRATION DES OS

PAR

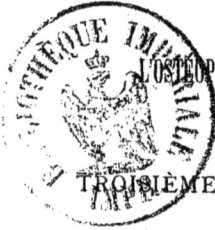

L'OSTÉOPLASTIE PÉRIOSTO-MÉDULLAIRE

TROISIÈME & QUATRIÈME MÉMOIRES

PRÉCÉDÉS D'UNE

ALLOCUTION

A LA MÉMOIRE DU BARON DUPUYTREN

Par le Docteur

JEAN-BAPTISTE-PROSPER BRUN-SÉCHAUD

Novembre 1869

LIMOGES

IMPRIMERIE DE Mᵐᵉ Vᵉ H. DUCOURTIEUX

5 Rue des Arênes 5

—

1869

A LA MÉMOIRE

DE

Mon illustre Maître

LE BARÓN DUPUYTREN

Professeur et Chirurgien en chef de l'Hôtel-Dieu
de Paris

MEMBRE DE L'INSTITUT DE FRANCE

Grand-Officier de la Légion d'honneur, etc., etc.

D' Brun-Séchaud.

INAUGURATION

DE LA

STATUE DE DUPUYTREN

A Pierrebuffière

〜〜〜〜〜

17 OCTOBRE 1869

Avant d'entrer en matière et voguer dans ma fragile nacelle au gré des vents, je demande la permission à mes lecteurs bienveillants de faire une digression pleine d'actualité, digression étrangère, il est vrai, au sujet sérieux que je traite; mais cette digression de circonstance ne peut blesser la susceptibilité de personne, à moins qu'on ait l'esprit de travers, ce dont je ne me rends pas garant.

Quoi qu'il en soit, voici ce que j'ai pensé et dit cordialement de cette cérémonie imposante de Pierrebuffière, et cela dans le but d'honorer à jamais la mémoire de Dupuytren.

J'assiste aujourd'hui, 17 octobre 1869, à l'inauguration du bronze sur son piédestal du grand chirurgien Dupuytren, mon maître et mon compatriote.

La cérémonie a été des plus imposantes, et les

membres présents du corps médical, ainsi que les hauts fonctionnaires du comice agricole, ont tous rendu un hommage éclatant et respectueux à cette grande figure qui a illustré, par une science médico-chirurgicale élevée et hors ligne, la première moitié du dix-neuvième siècle.

Cette statue, que j'ai contemplée avec une très grande satisfaction, a trois mètres de hauteur : elle est véritablement belle par sa pause et une perfection artistique qui ne laisse rien à désirer. — Dupuytren est représenté vêtu de sa robe de professeur qui, par ses plis gracieux et onduleux, est digne, selon moi, des modèles qui nous restent de l'ancienne Grèce ; la face surtout, inclinée sur le côté gauche de la poitrine, est souriante ; si elle a été un peu flattée, elle est vraie dans son ensemble. La main gauche, petite, près de la hanche, est renversée, et les doigts, à demi fléchis ; la droite repose sur la région du cœur.

Six ou sept discours pleins de vérité et bien accentués, — même d'une éloquence nerveuse, — ont été prononcés à juste raison dans le but d'honorer la mémoire d'un homme de génie, dont les plus grands titres de noblesse sont de s'être rendu utile, à chaque instant de sa vie, à l'humanité souffrante. Par ces motifs — dont j'ai suivi le torrent irrésistible — j'ai cru devoir, comme ancien élève de Guillaume Dupuytren, qui voulut bien accepter la présidence de ma thèse inaugurale pour le doctorat, en 1831, offrir en ce jour de fête ma faible offrande, en reconnaissance de ce que je lui dois pour m'avoir servi de modèle et guidé mes pas dans la carrière pénible et difficile des sciences médico-chirurgicales.

Mon allocution, qu'on lira si on veut, est celle-ci :

Chers et honorables Confrères,

J'ai peu à dire présentement devant cette nombreuse et sympathique assemblée, et, pour ne pas abuser de votre temps, je m'abstiendrai de développer entièrement ma pensée, afin d'être court autant que possible.

Dupuytren, cette grande image, rappelle bien des souvenirs à ceux qui l'ont connu !... et surtout à ses élèves qui se sont mis en relation avec cet homme de bien et de génie, — lequel, à ne pas en douter, a illustré sans conteste la chirurgie française, enviée par les nations étrangères.

Dupuytren s'est montré grand et généreux à toutes les époques de sa vie scientifique et humanitaire ; et les calomnies rivales et jalouses ne l'ont pas empêché de nous offrir un véritable titre — acquis par le travail, — et de s'être toujours rendu utile à ses semblables, c'est-à-dire à l'humanité souffrante, à laquelle il a prodigué ses soins avec un dévoûment sans limites.

Dupuytren, fidèle à ses principes sans calculs d'intérêts matériels arrêtés d'avance, s'est illustré à jamais à l'Hôtel-Dieu de Paris ; ce dévoûment exceptionnel est réellement un titre à la reconnaissance publique, et les générations futures se souviendront, pour l'honneur de la France, qu'il a existé sous le nom de

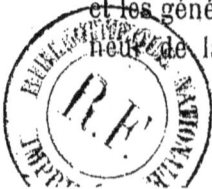

Dupuytren. un grand et très habile chirurgien qui a fondé une école au dix-neuvième siècle.

Par la solidarité affectueuse et bienveillante qui doit régner dans le corps médical, et aussi parmi les différentes classes de la société, Dupuytren a prouvé jusqu'à l'évidence que *le travail assidu* a l'heureux prestige de faire sortir vainqueur l'homme qui ne craint pas de combattre dans le but d'honorer les sciences dans toute leur splendeur. « *Bene qui latoit, bene vixit,* » a dit Descartes. Et Bacon, lui aussi, doué d'un esprit rare de discernement, a écrit dans sa préface : « *La science est la puissance.* » Ces grands hommes ont posé des jalons et, ainsi que Dupuytren chef d'école. Les hommes reconnaissants de tant de bienfaits continueront à marcher dans le sens du progrès social entièrement libéral imprescriptible, soit dans le présent, soit dans l'avenir.

Pour conclure, l'illustre Dupuytren reçoit tardivement les honneurs scientifiques justement mérités, et comme homme savant et comme bienfaiteur de l'humanité ; — et moi, son modeste élève, je dépose aux pieds de ce bronze mon tribut sincère de reconnaissance.

Dr B.-SÉCHAUD,

Membre de la Commission administrative.

DE LA

RÉGÉNÉRATION DES OS

QUELQUES REMARQUES SUR L'OSTÉOPLASTIE PÉRIOSTO-MÉDULAIRE ; DES
CONSÉQUENCES PRATIQUES QUI EN DÉRIVENT PAR RAPPORT AUX LÉSIONS
TRAUMATIQUES ET PATHOLOGIQUES. — DEUX NOUVELLES OBSERVATIONS
SUR CETTE IMPORTANTE QUESTION RELATIVE AUX RÉPARATIONS NATU-
RELLES ET ARTIFICIELLES DE L'ORGANISME.

TROISIÈME MÉMOIRE.

INTRODUCTION

Avant d'aborder l'importante question de la régénération des os, question palpitante d'intérêt à notre
époque de rénovation sociale et scientifique, où chacun doit s'empresser de fournir son contingent de
faits dans le but d'arriver à la découverte de la vérité,
j'ai cru, dans cet état de choses et pour l'avenir, devoir
vous apporter ma faible offrande. Mais pour chercher
à expliquer le mécanisme de productions nouvelles

qui étonnent (parcequ'elles n'ont pas été suffisamment
étudiées), il faut se bien pénétrer par des études pré-
liminaires et sérieuses de la structure des parties im-
portantes qui donnent ces éléments de nouvelle
formation, structure qui est le premier jalon posé et
le plus essentiel pour expliquer tout ce que le génie
humain peut mettre en pratique par des observations
bien faites : c'est dire avant de présenter une théorie, qu'on doit nécessairement, pour faire avancer la
science en matière ostéo-plastique, lui donner pour
base l'anatomie, la physiologie et l'histologie. — Peut-
on comprendre, par exemple, le ressort du périoste
sur les vaisseaux sanguins et les nerfs qui le sillon-
nent dans tous les sens, si on n'a pas vu, par le
moyen du microscope ou d'une simple lentille, ce
rete mirabile du périoste externe et interne. (1.)

Assurément, dans ma pensée, tous ces vaisseaux,
tous ces nerfs ne sont pas là pour alimenter seulement ou donner la vie à une simple membrane dont
les fonctions se borneraient, d'après certains physio-
logistes, à tenir les os bandés... Mais suivez, je vous

---

(1) Ce dernier, qui n'est autre chose que la membrane médullaire,
offre au microscope ceci de particulier que, dans ce lacis, les vaisseaux et les nerfs sont plus nombreux et plus développés que dans
le périoste externe : ce qui explique la plus grande sensibilité de
cette membrane, dont la propriété, ainsi qu'on le reconnaît, et est de
sécréter un suc onctueux qui s'insinue dans les canalicules du tissus
osseux (Woinslow). Or comme la nature n'a qu'un but d'entretien
et de nutrition, je crois que chacun doit se borner présentement à
cette explication qui est logique. Je me propose de reprendre ce sujet par de nouvelles études, et l'histologie aidera très certainement
à la solution d'un problème qui honore nos temps modernes.

prie, Woinslow dans ses lumineuses appréciations, et
vous reconnaîtrez bientôt que les vaisseaux du périoste
ne s'arrêtent pas à cette membrane et à la surface de
l'os avec lequel elle se trouve en contact parfait
pour lui fournir des éléments de nutrition ; mais que
ces vaisseaux *traversent les os par différents endroits,
et pénètrent dans les cavernes de toutes sortes de figure
et d'étendue du tuyau médullaire pour arriver enfin
à la membrane médullaire ou périoste interne qui, à
son tour, joue un rôle important* : c'est faire pressentir
que la matière osseuse qui manque peut trouver, par
les bienfaits de la nature, ses moyens de régénération,
et les faits ne manquent pas pour aider à la solution
du problème. En effet, dit encore Woinslow : « On
voit dans la grande cavité du fémur scié en long, les
petits conduits, tant ceux qui se distribuent dans la
substance de l'os que ceux qui le pénètrent jusqu'à
la moëlle ; on y découvre aussi les pores imperceptibles
par lesquels la transudation moëlleuse traverse insen-
siblement toute la substance de l'os. » (Expos. anat.
117.) Vous verrez bientôt que la théorie de l'exosmose
et de l'endosmose, que j'ai admise dans mon premier
mémoire envoyé à l'Académie de medecine en 1857,
sur la régénération des os, se trouve fortifiée par les
vues de fine anatomie de l'illustre auteur que je viens
de citer. M. Cruveilhier n'est pas moins entraînant ni
moins explicite que Woinslow, lorsqu'il dit, à propos
de la formation du cal dans les fractures : « J'admets
avec M. Florens, qui a réhabilité par ses expériences
la doctrine de Duhamel dans toute sa pureté, que le

cal se forme dans le périoste ; mais je ne saurais admettre avec lui que le cal se forme exclusivement dans le périoste. » C'est vous dire encore que M. Cruveilhier n'a pas ses vues exclusivement fixées sur le périoste, et qu'elles se portent sur l'intérieur de l'os pour le travail ostéogénésique ou ostéogénique qui doit s'opérer après une fracture ou une perte de substance étendue d'un os long, soit dans le traumatisme, soit dans l'état pathologique. (1).

Morgagni n'est pas moins convaincu que M. Cruveilhier, lorsqu'il dit, en parlant des fractures du col du fémur, Ruysch a vu dans cette partie de l'os privé en quelque sorte de vitalité (où la matière inerte peut être résorbée), des ligaments *durs et épais entre la tête et le fémur,* qu'il a regardé sans aucun doute comme ayant été établis par la nature à la place du col ; ces ligaments étaient formés par le périoste qui, lorsqu'il a été déchiré dans une fracture, devient assez souvent plus dur et plus épais à cet endroit, ainsi que je viens de le dire, et fait les fonctions d'un ligament. « Mais cependant, dit Morgagni, je voudrais vous faire remarquer au moins une chose, savoir que ces ligaments de Ruysch appartenaient, non pas aux parois extérieures des os fracturés, là où se trouve habituellement le périoste, lorsqu'il existe, *mais à leur partie intérieure.* » (*De sed. et caus. morb.* vol. IX, pag. 97-98.)

---

(1) La théorie de Dupuytren sur la formation du cal est ingénieuse et digne d'un grand maître.

Je reviens aux usages, à la structure du périoste et de la moëlle. — Woinslow, dont l'amour pour la science est reconnu ; Woinslow, d'une simplicité de logique remarquable, admet avec raison trois classes de vaisseaux qui vont au périoste externe après avoir arrosé les muscles. Dans la première classe, le plus grand nombre de ces vaisseaux, dit-il, vont au périoste, dans l'épaisseur duquel ils se glissent et se divisent en une infinité de ramifications capillaires, disposées en manière de réseau par de fréquentes communications ; — dans la seconde, ces mêmes vaisseaux vont fournir aux os leur élément de nutrition, et, ainsi que le dit encore cet auteur profond : « Ils s'insinuent en manière de filets très déliés par les pores de l'os et s'étendent en long entre les fibres osseuses. L'existence de ces petits vaisseaux se manifeste assez dans les fractures, principalement dans la jeunesse (1). » Dans la troisième, ce n'est pas seulement par les pores externes de l'os que sa substance reçoit des

---

(1) En examinant au microscope une portion de périoste costal desséché, j'ai vu à sa surface interne ces vaisseaux de différents calibres parfaitement dessinés dans cette portion de membrane ; j'ai pu remarquer dans la texture de cette membrane des filets parallèles qui m'ont paru appartenir au tissu fibreux : — de petits vaisseaux sanguins très déliés paraissaient alimenter ces filets, se dirigeant dans le sens de la longueur de l'os. Enfin, ce périoste, examiné sur un autre point, a présenté le réseau de vaisseaux et de nerfs dont parle Woinslow, c'est-à-dire que les filets plus gros et d'une teinte sombre seraient les vaisseaux sanguins ; et les filets plus minces et en moins grand nombre seraient les filets nerveux. Voilà ce qui est permis de supposer dans cette appréciation qui corrobore parfaitement ma manière de voir.

vaisseaux sanguins; elle en reçoit encore d'autres par les pores de toutes les cavités internes, soit grandes, soit petites, et *ils se détachent de la membrane moëlleuse tout comme ceux du périoste.* « Ces vaisseaux viennant du périoste, dit Woinslow : — ils paraissent principalement destinés pour la moëlle et le suc médullaire, et *on les voit répandus en grand nombre sur les membranes de l'un et de l'autre.* Ils entrent dans les cavités des os creux par les conduits obliques de leur substance compacte, et ils entrent dans les cellules par d'autres petites ouvertures. Ils s'y distribuent en tous sens, non seulement aux membranes de la moëlle et du suc médullaire, mais aussi ils fournissent dans leur chemin à la substance osseuse... »

Ainsi les vaisseaux de la première classe servent principalement à nourrir les parties externes de l'os par un mouvement d'*endosmose,* comme je l'ai établi dans un autre mémoire. Ceux de la deuxième ne paraissent destinés qu'à l'entretien du plasma osseux ; c'est-à-dire au dépôt phosphatique qui entretient la solidité de l'os, Ceux de la troisième classe, par un autre mouvement d'*exosmose,* concourent également à la nutrition de l'os et à lui conserver une sorte d'élasticité qui disparaît dans la vieillesse, puisque les os deviennent plus friables, du moment que la nutrition devient de plus en plus languissante......

Tout cela, diront les critiques malveillants, est de la théorie, et vous ne pouvez pas affirmer la vérité de vos assertions. Sans doute, en fait de science, on cherche la vérité, on la cherchera toujours comme on cherche

les lois qui régissent l'harmonie régulière des corps
célestes et qui sont invariables dans leur évolution :
mais sur cette matière qui n'est qu'une digression bé-
névole, la science n'a pas dit son dernier mot, car
c'est une déesse exigante et sévère qui veut que les
enfants qui lui sont dévoués brûlent sans cesse de
l'encens à ses pieds... Mais enfin, quand on avance
des faits recueillis dans la pratique, faits couronnés
de résultats heureux de guérison, il faut bien par la
force des choses, quels que soient les raisonnements
de différentes espèces, que le théoricien ait une juste
part pour s'être rapproché de la vérité : c'est là le
progrès scientifique, c'est la liberté de l'homme, avide
de connaître par son essence divine tout ce qui l'en-
toure, tout ce qui peut enfin, en moyens curatifs, ren-
dre à ses semblables des services réels que la pratique
médicale démontre tous les jours. . . . .
. . . .

DE LA

RÉGÉNÉRATION DES OS

QUELQUES REMARQUES SUR L'OSTÉOPLASTIE PÉRIOSTO - MÉDULLAIRE ; DES
CONSÉQUENCES PRATIQUES QUI EN DÉRIVENT PAR RAPPORT AUX LÉSIONS
TRAUMATIQUES ET PATHOLOGIQUES. — DEUX NOUVELLES OBSERVATIONS
SUR CETTE IMPORTANTE QUESTION RELATIVE AUX RÉPARATIONS NATU-
RELLES ET ARTIFICIELLES DE L'ORGANISME.

QUATRIÈME MÉMOIRE

CHERS CONFRÈRES,

Le titre de ce travail vous paraîtra peut-être pré-
tentieux : il n'en est rien, ainsi que vous allez en
juger. Dans nos temps modernes, la chirurgie conservatrice est presque la règle — c'est ma pensée ainsi
que celle de mon savant ami le baron Larrey — surtout pour des lésions traumatiques où l'instrument
tranchant pourrait être employé dans une foule de

2

circonstances; mais que la prudence doit écarter dans un très grand nombre de cas : c'est donc une réduc-tion à faire dans certaines indications qui ne sont pas toujours justes, soit dit en passant.....

Aujourd'hui qu'on n'a plus le même penchant pour les grandes opérations, si souvent funestes dans les grands hôpitaux où l'hygiène fait généralement défaut, ainsi que cela a été démontré par une discussion savante devant l'Académie de médecine ; aujourd'hui, dis-je, que, dans un but d'humanité, la réflexion vient heureusement fortifier le jugement de chacun pour éviter les écueils qui se présentent à chaque instant dans la pratique, je crois que c'est un devoir, un acte de dévoûment que chacun de nous apporte son contin-gent de faits, afin que la chirurgie actuelle conserve sa suprématie dans les sciences médicales positives, sans toutefois renverser ce qu'il y a de bon dans les actes de nos prédécesseurs qui nous ont servi de guides et de modèles (1).

Présentement, je vous demanderai la permission de vous offrir mon petit contingent de faits sur des questions nouvelles qui excitent vivement l'attention des praticiens, faits qui s'ajoutent heureusement au progrès scientifique de notre époque : — je veux par-ler de la régénération des os, et quels sont les moyens que la nature emploie, dans sa sagesse, pour remédier à ces lésions : les ressources chirurgicales qui lui

---

(1) Voir mon Mémoire sur l'évidement des os inséré dans le pre-mier congrès scientifique tenu à Limoges, en septembre 1859.

viennent en aide étant mises en cause dans la majo-
rité des cas.

Au congrès scientifique de Limoges qui eut lieu en
septembre 1859, j'eus l'honneur de lire un second
travail sur cette importante question (1). Je disais :
La nature, dans sa sagesse, tend essentiellement à la
conservation des parties lésées accidentellement, et à
celles qui le sont pathologiquement dans des cas
déterminés. Sa puissance est si grande que, dans ces
derniers temps, on a été étonné de la reproduction
d'un os par le travail génésique du périoste ; mais
dans cet énoncé je n'ai attribué au périoste que la part
qui lui revient dans cet acte de reproduction osseuse ;
et comme je n'aime pas à suivre la routine ou à flatter
les potentats de la science, j'ai dit : Le périoste *n'est
ce pas le seul régénérateur de l'os.* J'ai ajouté, dans le
but de compléter mes observations, que les extrémités
osseuses, pour combler le vide de la diastole artifi-
cielle ou pathologique, contribuaient en même temps
à la reconstitution des os. Or, vous aurez à décider du
réultat de deux observations que je vais avoir l'honneur de vous faire connaître, et je vous prie de m'ac-
corder encore un moment d'attention avant de vous
exposer ces faits.

Vous savez, honorables confrères, que M. Ollier,
de Lyon, dans un mémoire présenté à l'Académie de
médecine, s'est montré partisan de l'accroissement en

---

(1) Ce Mémoire se trouve inséré aux comptes-rendus de ce congrès
2ᵉ vol., 1860.

longueur des os des membres ; ce savant confrère
affirme qu'il y a réellement un travail génésique de
ces extrémités (1). Vous savez également que notre
savant et vénéré confrère, M. Jobert (de Lamballe)
admet le bourgeonnement des extrémités osseuses.

Pour n'être pas en reste de compte par rapport à
l'opinion que j'ai émise il y a longtemps, il est de
mon devoir de ne rien négliger dans ce nouveau travail afin que la lumière se fasse ; c'est là le but du
progrès scientifique que je recherche avec empresse-
ment et persévérance : fais ce que dois, advienne que
pourra, dit le vieil adage.

Le périoste, ainsi qu'on le proclame dans les Aca-
démies et ailleurs depuis quelques années, a l'honneur éclatant de suffire à lui seul à la reproduction
d'une lésion osseuse produite par une force vulnérante
ou une cause pathologique après une opération. Ce
périoste tend sans cesse, dans ces différentes lésions,
ainsi qu'on l'admet, à sécréter un produit réparateur
et bienfaisant. — Voilà l'opinion qu'on s'efforce dans
tous les écrits à faire prévaloir, opinion que je ne
chercherai pas à combattre, parce qu'il y a quelque
chose de très vrai dans ce produit organoplastique qui

---

(1),.. «Nos expériences, dit M. Ollier, en démontrant l'autonomie
du périoste, ont fait cesser toute incertitude à cet égard. Nous recon-
naissons cependant d'autres sources de reproduction (la moëlle, le
tissu osseux), mais le périoste est le seul tissu qui comporte partout
avec lui cette propriété de régénération osseuse. « (Extrait du mémoire lu à la Société de chirurgie, 19 mars 1862.)

rétablit admirablement une perte de substance (1).
Mais quelles que soient les explications qu'on puisse
donner par rapport à cette membrane, on reconnaîtra
aisément qu'en fait d'ostéogénie, la science encore une
fois n'a pas dit son dernier mot. Je passe aux faits,
et vous verrez qu'ils sont d'une valeur réelle dans la
question importante qui s'agite depuis quelques années.

PREMIÈRE OBSERVATION.

Un garçon de quinze ans se présente à moi pour se
faire guérir d'une hyperostose scrofuleuse en suppuration, siégeant à la première phalange de l'indicateur
de la main gauche. La date de sa maladie remontait
à quatre ans. Différents traitements avaient été em-
ployés sans résultat aucun. Or, ce ne fut qu'en prati-
quant une résection de la partie moyenne de cette
phalange (un centimètre et demi), près de chaque
extrémité articulaire, que je parvins à faire cesser la
suppuration et à rétablir par cette opération le corps
de l'os que j'avais enlevé.

(1.) Woinslow, qui n'était pas étranger aux études microscopiques
d'après de ce qui va suivre, nous apprend (1730) que le périoste sert
en général à soutenir un réseau admirable d'une infinité de vaisseaux capillaires qui fournissent la nourriture à la substance osseuse,
et à toutes les parties qui appartiennent à l'os. Elle soutient aussi
(cette membrane) quantité de filets nerveux qui la rendent sensible
aussi bien que la membrane interne des os, et qui paraissent procu-
rer à certaines portions d'os une espèce de sentiment léger.
Exposit. anat. — Usage du périoste, 65, — page 121.

Dans ce état de choses, l'os qui se reproduisit ne reprit pas absolument sa forme normale ; mais il était moins volumineux, et la suppuration qui s'était établie depuis près de deux ans avait complètement disparu. Je ne songeais pas, dans cette opération, à ménager le périoste (ce qui m'aurait peut-être été impossible, vu le peu d'étendue de la surface osseuse); mais en produisant par cette opération une inflammation, une modification du tissu osseux en changeant l'état de vitalité, j'ai réussi à avoir une cure qui s'est maintenue jusqu'à présent.

DEUXIÈME OBSERVATION.

Lésions considérables de la main gauche occasionées par une force vulnérante. (Éclat d'arme à feu).

Cette observation est du plus haut intérêt ; elle vient sanctionner d'une manière parfaite les idées que j'ai cru devoir faire connaître sur la régénération des os.

Vous savez comme moi que cette grande question est digne à jamais de fixer toute l'attention des hommes spéciaux, soit en physiologie, soit en chirurgie, et l'observation rigoureuse des faits est toujours d'un grand secours dans nos diverses appréciations thérapeutiques.....

Cette question de la régénération des os, il faut le dire, honore notre époque. On doit le reconnaître, elle se prête admirablement à atteindre le but que

nous avons tous de chercher à soulever un coin du
voile qui cache les moyens que la nature emploie
pour rétablir l'état normal et régulier des parties lésées
ou détruites au moyen des secours chirurgicaux.

Voici l'observation remarquable que je viens soumettre à votre jugement. Le nommé Denis, tisserand,
âgé de vingt ans, habitant la campagne, — va à la
chasse, — tire un gibier avec un vieux fusil fortement
chargé. L'arme éclate et produit à la main gauche les
blessures dont je vais avoir l'honneur de vous entretenir.

Lorsque le blessé se présenta à moi, dans les pre-
miers jours de décembre 1861, sa main était ensan-
glantée. Du sang vermeil s'écoulait en abondance : —
les moyens de compression ordinaires n'avaient pas
suffit pour l'arrêter.

Le premier examen des blessures permit de constater de graves désordres. En effet, la première phalange du pouce était luxée en haut, et très probablement, vu la profondeur de la plaie, la capsule de cette
articulation avait dû subir une déchirure partielle ou
au moins une forte distension. Le tronc principal de
la radiale qui se divise pour arroser les muscles de la
main, le rameau qui va au pouce, avaient été divisés,
du moment qu'une hémorrhagie abondante, que j'eus
de la peine à arrêter, se montra à la suite de cette
blessure, et qu'après la guérison le pouce resta froid
pendant un mois et demi comparativement aux autres
parties de la main qui, au toucher, ont offert une différence marquée sous le rapport du degré de chaleur.

M. Broca, le savant professeur, a eu parfaitement
raison d'établir en principe que l'occlusion d'une
artère marque une différence de température,
soit au-dessus, soit au-dessous des parties qui se
trouvent sur le trajet de cette artère ; ce qui permet à
cet honorable confrère de préciser le lieu où l'obstacle
à la circulation existe.

Dans cet état de choses, il serait superflu d'indiquer
le mode de pansement qui fut suivi ; mais je dois in-
sister (et c'est le but capital de ce travail) sur ce qui
s'est passé lorsque la nature mettait en œuvre les
moyens qu'elle emploie pour reconstituer des parties
profondément lésées, et que, dans sa sagesse, elle en
impose à tous les raisonnements du monde.

Voyons maintenant en peu de mots ce qui est arrivé
après cet accident. Cinq blessures existent à la main ;
la première est une dénudation complète de la dernière phalange de l'indicateur, laquelle nécessite une
amputation près de l'articulation. L'os scié présente
une longueur d'un centimètre cinq millimètres. Je
reviendrai bientôt sur ce premier fait. La seconde
consiste en une division latérale et externe de la peau,
laissant apercevoir la deuxième phalange du médius
dénudée de son périoste : son articulation avec la
troisième est détruite et on voit la tête de cet os faire
saillie à quelques millimètres des téguments qui l'en-
vironnent. Cet os dévié et dénudé en partie de son
périoste est replacé par une pression assez forte dans
son axe normal et maintenu avec des bandelettes.

Mais ce qui pourra vous étonner, c'est que dans

l'explosion qui a eu lieu, la troisième et dernière
phalange de ce même doigt a été emportée je ne sais
comment, mais dont l'absence a été rigoureusement
constatée, d'abord par le blessé et par moi ensuite.
L'extrémité digitale était intacte jusqu'à l'articulation
de la deuxième phalange, et cependant la dernière
phalange manquait : elle avait donc été arrachée près
de son articulation avec la seconde par un fragment
de l'arme qui avait éclaté.

La troisième blessure est profonde ; elle a huit cen-
timètres d'étendue, décrivant une courbe dans le sil-
lon le plus rapproché de l'éminence Thénar ; les
muscles de cette partie sont en quelque sorte broyés,
et, je le répète, une luxation carpo-phalangienne
existe en haut : cette luxation est réduite avec la plus
grande facilité ; le sang vermeil qui s'écoule en nappe
de cette blessure est arrêté par une application d'eau
très froide, à laquelle on avait ajouté un peu d'extrait
de saturne ; des bandelettes furent appliquées et, avec
une compression modérée, l'hémorrhagie s'arrêta : ;
cette hémorrhagie se reproduisit dans la nuit sous
l'influence de la fièvre traumatique ; mais l'écoule-
ment du sang s'arrêta sans déranger les pièces du
pansement, qui avait été fait la veille ; il s'arrêta par
l'application d'une nouvelle bande surajoutée qui com-
primait plus fortement la main.

Les deux autres blessures sont des excoriations du
derme de l'annulaire et de l'auriculaire : elles n'of-
frent aucune gravité et rien de particulier à noter.

Mais que s'est-il passé pendant un mois, à partir

du jour de cet accident? D'abord tous les tissus désorganisés ont été entraînés par une abondante suppuration ; puis des bourgeons charnus ont succédé comme d'habitude à cette suppuration, qui a diminué de plus en plus. Mais le travail ostéoplastique qui s'est opéré n'est pas un fait vulgaire, et il mérite d'être signalé.

La première idée qui m'est venue a été d'inciser la peau, pour désarticuler la troisième phalange dénudée, mais je pensai aussitôt que j'allais diminuer la longueur du doigt. Je me décidai donc à disséquer, et le périoste, et les tissus adjacents, dans le but de voir la peau recouvrir cette petite surface osseuse. La peau ainsi séparée de l'os fut fortement refoulée avec une compresse vers l'articulation, ce qui me permit de scier la phalange avec la plus grande facilité.

En étudiant jour par jour ce qui se passait à la surface de cette plaie ; je vis que la suppuration se faisait autour de la surface osseuse, que celle-ci conservait sa blancheur pendant cinq ou six jours ; mais au septième et huitième jour, j'aperçus des bourgeons charnus qui, examinés à la loupe, *offraient la même structure que les autres bourgeons développés dans le milieu de la main.* La seule différence qu'il était facile de constater consistait dans le diamètre de ces bourgeons : en effet, ces bourgeons semi-sphériques, agglomérés comme le fruit du mûrier ou du grenadier, recouverts d'une sorte de kiste appelé membrane pyogénique, séparés les uns des autres par des filaments blanchâtres qui avaient de l'analogie avec le tissu cellulaire lamelleux ; ces bourgeons, dis-je, à part le volume n'offraient rien de particulier, si ce n'est que les bourgeons de la surface osseuse, mise en évidence, étaient d'un diamètre moitié moindre.

Qu'est-il résulté de ce bourgeonnement de la dernière phalange de l'indicateur scié à sa base, *d'une restauration presque complète de l'extrémité digitale ;* car, en comparant le doigt indicateur gauche avec l'indicateur droit, la différence n'est que de quatre millimètres environ.

Quant à la seconde blessure dont j'ai eu l'honneur de vous entretenir, elle n'offre pas moins d'intérêt : la seconde phalange du médius, luxée en quelque sorte et séparée de la troisième, offre celà de remarquable, qu'elle aide puissament à résoudre le problème de la régénération des os.

Voici en peu de mots ce qui s'est passé. Cette blessure dans le sens de l'axe du doigt, et sur la longueur de la seconde phalange du médius, tant qu'elle a été suppurante, n'a rien offert de particulier : — pas d'augmentation appréciable de volume, pas d'engorgement de la peau, presque pas de suppuration ; mais le blessé étant resté vingt jours sans venir me voir, et faisant lui-même les pansements qu'il m'avait vu faire, se trouva guéri en cinq semaines. Après ce laps de temps, je ne fus pas peu surpris de voir le doigt médius, à partir de la seconde phalange, avoir un quart de volume de plus de circonférence de celui de la main droite ; c'est-à-dire que, pendant ce temps, un travail de sécrétion s'étant fait par le périoste, le-

quel avait ajouté probablement à la phalange une co-
que osseuse, dure et résistante ; voilà donc la part qui
revient au périoste, et qui a dû fournir le produit
d'une matière plastique surajoutée à la phalange qui
était presque antérieurement dénudée après l'accident.
Mais ce n'est pas tout ; — cette phalange a plus d'un
centimètre en longueur au dessus du nœud de l'articulation ; en d'autres termes, en mesurant les deux
phalanges des deux mains, on trouve une différence
de plus d'un centimètre, et l'extrémité du doigt blessé
reste molle est flexible. — Peut-être que plus tard,
l'accroissement en longueur se continuant, trouvera-
t-on une régénération complète de la dernière phalange, mais sans articulation avec la seconde ; or, si
dans ce cas le périoste a exercé son pouvoir régénérateur, il aurait dû agir en même temps dans toute
l'étendue du vide qu'avait laissé l'expulsion violente
de la dernière phalange. Là, ce n'est pas de la théorie,
et mon devoir m'oblige à soumettre ces faits à votre
jugement dans l'intérêt de la science et de l'humanité.
Nisi utile est quod facimus, stulta est gloria.

La déduction facile de ces faits importants, qui ne
sont qu'une nouvelle confirmation des idées que j'ai
émises dans deux mémoires publiés en 1857 et 1859,
sur l'ostéoplastie périosto-médullaire ou moyens que
la nature emploie pour réparer par ses bienfaits les
pertes de substance du tissu osseux, est celle-ci :
d'abord, j'ai constaté, depuis vingt ans, que, dans des
conditions données, le périoste, de même que les extrémités osseuses, concourent à la régénération des

os, et que, de cet ensemble de moyens régénérateurs,
les parties osseuses lésées ou détruites au sein de
l'organisme, peuvent reprendre leurs formes primitives
et leurs fonctions tout autant que, dans des cas donnés,
la nature intervient comme puissance ostéogénique.
Mais je crois devoir rejeter ces distinctions de *méta-
plastie* et de *morphoplastie* que l'illustre Flourens a vou-
lu faire passer dans la science, par la raison que la nature n'a qu'un seul moyen, une loi générale, — si cela
convient mieux, — pour réparer des pertes de substance ; et si les observateurs se trompent dans leurs
appréciations, rarement la nature se trompe. Ainsi
que je le répète, si la science chirurgicale intervient,
elle peut donner d'heureux résultats dans une foule
de circonstances, — c'est ce que personne ne peut
contester ; car s'il en était autrement, ce serait nier la
lumière.....

En dernière analyse, dans nos moyens chirurgicaux, on ne doit rien négliger afin de favoriser cette
nature bienfaisante, et que s'il arrive malheureuse-
ment trop souvent, dans un accident, qu'un fémur,
un tibia, ont été broyés par une force vulnérante
quelconque, bien qu'il se présente de graves lésions
des parties molles et des os, il convient, dis-je, avant
d'en venir à une amputation toujours fâcheuse, d'ex-
traire les fragments avec le bistouri, et de s'en référer
ensuite au pouvoir régénérateur du périoste et de la
membrane médullaire ; car, c'est de cet ensemble
d'actions naturelles et souvent efficaces que nous
nous réjouissons, après toutes les péripéties d'un drame

sanglant, de voir un membre reprendre sa forme et ses fonctions; donc je dois conclure en dernier ressort en faveur de la chirurgie conservatrice. (1).

Dʳ B.-SÉCHAUD.

.(1.) Pour ne citer qu'un exemple, — un lieutenant que j'ai connu reçoit, après la retraite de Waterloo, un biscayen à un jarret : on veut l'amputer, il refuse obstinément cette opération, et supportant pendant très longtemps une abondante suppuration, il finit par guérir et vécut de nombreuses années.

Limoges, Imp. veuve H. Ducourtieux, rue des Arènes, 5.

www.ingramcontent.com/pod-product-compliance
Lightning Source LLC
Chambersburg PA
CBHW070745210326
41520CB00016B/4580